INSTRUCTION SPÉCIALE

sur

L'HYGIÈNE DES CHEVAUX

DES BRIGADES DE GENDARMERIE.

(POUR FAIRE SUITE AU RÈGLEMENT SUR LE SERVICE INTÉRIEUR DE L'ARME.)

Iʳᵉ PARTIE.

CHEVAUX ADULTES.

CHAPITRE Iᵉʳ.

HYGIÈNE. — DÉFINITION.

Du froid, du chaud, de l'humidité, écuries, aliments, boissons, travail, promenades et pansage.

L'*hygiène* comprend la connaissance et l'application des moyens propres à conserver la santé.

La santé du cheval de troupe peut être troublée par le froid, le chaud, l'humidité excessive, les changements brusques de température et l'influence des saisons.

Elle peut encore être troublée par la mauvaise disposition des écuries, par la nature ou la mauvaise qualité des aliments et des boissons, par l'excès de travail ou de repos; enfin par plusieurs autres circonstances au milieu desquelles le cheval de troupe peut se trouver.

Art. 1er.

Précautions à prendre contre le froid, le chaud et l'humidité.

On préviendra les effets fâcheux d'une température trop basse ou d'une atmosphère humide, en évitant de tenir hors de l'écurie les chevaux nus et dans l'état de repos, ou en les mettant à l'abri des courants d'air et en les couvrant.

§ 1. On atténuera, en été, l'action de la trop grande chaleur :

1° En plaçant à l'ombre, autant que possible, les animaux que les besoins du service forceraient de maintenir dehors ;

2° En opposant aux vifs rayons du soleil qui pénètrent à l'intérieur des écuries des toiles ou écrans fixés aux ouvertures placées au-dessus des chevaux, de ceux surtout qui auront la tête tournée au levant ;

3° En leur lotionnant avec de l'eau fraîche les yeux et les naseaux plusieurs fois dans la journée ;

4° En les conduisant à la baignade trois ou quatre fois par semaine ;

5° Enfin, en leur donnant des barbotages clairs au repas de midi à l'époque des plus fortes chaleurs.

Art. 2.

Logement des chevaux.

En toutes saisons, les croisées des écuries resteront ouvertes; un orage ou un vent violent, des ouvertures trop basses ou un froid trop vif pourront seuls faire déroger à cette règle.

En l'absence totale des chevaux, les portes, croisées ou vasistas doivent être maintenus largement ouverts.

Le sol des écuries, les mangeoires, le mur qui leur fait face, les rateliers, les bat-flancs ou stalles seront tenus dans le plus grand état de propreté.

En été, le sol des écuries pourra être largement arrosé, s'il est pavé ou macadamisé.

La litière sera maintenue aussi sèche que possible (voir, pour ce qui la concerne, l'art. 136 du règlement sur le service intérieur de la gendarmerie).

Art. 3.

Alimentation.

L'alimentation du cheval de troupe est réglementairement composée de : foin, paille, avoine, son et farine d'orge ; ces deux dernières denrées ne sont données qu'à titre de substitution.

§ 2. *Foin.* — Le bon foin se reconnait aux caractères suivants :

Tiges moyennement longues, fines, flexibles, garnies de leurs feuilles et de leurs sommités fleuries, couleur verte offrant la teinte de la feuille qui se meurt, odeur agréable, légèrement aromatique, saveur un peu sucrée ; ces caractères du bon foin appartiennent aussi, en grande partie, aux fourrages des prairies artificielles (luzerne, sain-foin, trèfle, vesce, etc.).

Le mauvais foin se présente sous l'aspect de tiges grossières, ligneuses ; presque pas de feuilles ni d'épis ; couleur pâle ou d'un vert sombre. Trop mûr, ce foin est sec, cassant, presque sans odeur, et souvent poudreux ; il est nuisible quand il est vasé ou moisi, ce qui se connait à une odeur toute caractéristique.

§ 3. *Paille.* — La paille, de bonne qualité, se présente sous une couleur d'un jaune pâle ou doré; ses tiges, plus ou moins fines, sont pourvues de leurs feuilles et de leurs épis; l'odeur en est peu marquée et la saveur douce ou légèrement sucrée. Quelques bonnes plantes fourragères entremêlées à la paille la rendent plus nutritive et plus agréable aux chevaux.

La paille de froment, la seule généralement admise pour les chevaux de l'armée, est la meilleure. Après elle, viennent celles d'orge et d'avoine qui, à défaut de la première, peuvent être utilisées sans de sérieux inconvénients (si la paille d'avoine n'entre dans la ration que pour une partie, elle sera donnée de préférence au repas du soir).

La paille peut être plus ou moins vasée, rouillée, noircie ou moisie; celle qui présentera l'une ou l'autre de ces altérations devra toujours être rejetée.

La paille de distribution est quelquefois très-brisée, dans le midi surtout; sous cette forme, elle est moins profitable pour la litière.

§ 4. *Avoine.* — L'avoine doit être lourde, glissant facilement dans la main et exempte de poussière et de graines étrangères. Elle ne doit avoir aucune mauvaise odeur, et son poids en moyenne doit être au moins de 46 kilogrammes à l'hectolitre.

Cette denrée est de médiocre qualité quand les grains sont légers, ridés, peu coulants et poudreux; germée ou humide, elle est terne, boursouflée, molle, et d'une saveur fade ou âcre; mélangée de sable, de terre, de mauvaises graines en excès ou sentant le moisi, elle est nuisible.

§ 5. *Orge.* — En Algérie, l'avoine est remplacée par l'orge: cette céréale, pour être de bonne qualité, doit avoir le grain renflé, plein, lourd, sec, et son poids, à l'hectolitre, ne doit pas être au-dessous de 60 kilogrammes. Les altérations de l'orge sont à peu près semblables à celles de l'avoine; mais, plus souvent que dans cette dernière, la partie farineuse est détruite par des larves d'insectes (le charançon, l'alneite, etc.).

§ 6. *Son*. — Le son frais se reconnaît à une odeur douce, farineuse, agréable; de bonne qualité, il blanchit l'eau et les mains; altéré, sa couleur est foncée et son odeur aigre; le son doit toujours être donné mouillé (son frisé). Mangé sec, il est très-indigeste et pourrait occasionner des coliques; mélangé à l'avoine dans une certaine mesure, il est d'une digestion plus facile.

§ 7. *Farine*. — La farine d'orge que l'on mélange habituellement au son, doit être blanche, fraîchement moulue et sans mauvaise odeur; trop vieille, humide ou échauffée, elle est à rejeter.

§ 8. *Condiments*. — Les denrées alimentaires de médiocre qualité peuvent être améliorées par l'addition de quelques condiments, parmi lesquels le sel ordinaire (sel marin) est le plus usité: on l'emploie en dissolution dans l'eau, et l'on asperge, avec ce liquide, le fourrage après l'avoir secoué et retourné. La quantité par litre doit être de 10 grammes environ.

§ 9. Les barbotages, composés d'un tiers de farine d'orge et de deux tiers de son, ne devront être donnés, ainsi que cela a déjà été dit, que pendant les grandes chaleurs ou sur l'avis du vétérinaire.

§ 10. Le régime vert pourra être prescrit soit à l'écurie, soit en liberté (voir, pour ce qui le concerne, l'art. 80 du règlement sur le service intérieur, et les art. 141, 142, 143 du même règlement pour la réception des fourrages, les substitutions, la distribution de l'avoine et l'ordre des repas, etc.).

Art. 4.

Boissons.

L'eau dont on abreuvera les chevaux sera, autant que

possible, limpide, sans odeur, et ne renfermera aucun corps étranger à la composition normale des eaux potables.

L'eau tient quelquefois en suspension des particules limoneuses ou des débris organiques en voie de décomposition; dans cet état, elle doit être passée ou filtrée sur une couche de sable ou de charbon de bois concassé, si l'on est tenu d'en faire usage.

§ 11. En été, les abreuvoirs seront remplis au moins une heure avant qu'on n'y conduise les chevaux.

§ 12. En hiver, quand on fera boire à l'écurie, les récipients (cuves ou baquets) seront remplis le matin pour l'après-midi, et le soir pour le lendemain matin, afin que la boisson se mette à peu près à la température des écuries.

§ 13. On évitera d'abreuver les chevaux qui seraient en sueur; on s'opposera à ce qu'ils boivent avec trop d'avidité; et, en outre, si l'eau est froide, peu aérée, ou trop crue, on l'agitera avec la main ou à l'aide d'une poignée de foin, et on la saupoudrera de son ou de farine d'orge.

Art. 5.

Travail et promenades.

Les chevaux qui ne seront pas montés pour le service devront être promenés pendant deux heures.

§ 14. Les promenades seront réglées de manière à ce que le poil soit sec au retour. A la rentrée à l'écurie, les chevaux seront immédiatement bouchonnés, massés et couverts s'ils ont encore chaud. Lorsque les extrémités seront couvertes de boue, on pourra les laver en ayant soin, toutefois, de les sécher ensuite; on examinera le dessous des pieds pour en extraire la terre compacte qui pourrait s'y trouver, ainsi que les pierres qui se seraient engagées entre le fer et la fourchette, vers les talons.

— Les portes seront fermées après ces diverses opérations.

§ 15. Les chevaux qui rentreront de course seront traités de la même manière; ils recevront, en outre, un peu de foin, et ne boiront que deux heures après leur rentrée.

Art. 6.

Pansage.

Le pansage se fera suivant les prescriptions réglementaires. On se servira de l'étrille surtout pour les animaux à poils longs et touffus.

§ 16. En été, on profitera de la baignade pour laver et savonner les chevaux. Cette opération tiendra lieu de pansage.

§ 17. Les gendarmes devront veiller à l'état des pieds et de la ferrure de leurs chevaux; cette dernière sera renouvelée dans les délais réglementaires, et lors de son renouvellement ils devront avoir soin que les pieds ne soient pas laissés trop longs, le fer posé trop large ni trop épais, et que le maréchal n'abatte pas trop les talons, laisse la fourchette intacte et n'enlève de la sole que les lames de corne qui tendent à se détacher naturellement. (Voir pour le pansage l'art. 134 du règlement sur le service intérieur de l'arme et l'art. 23 sur la ferrure).

CHAPITRE II.

MALADIES.

—

Art. 1er.

Premiers soins à donner en cas de maladies ou d'accidents.

La diminution ou la perte d'appétit, la tristesse, la tête basse, et l'animal se tenant éloigné de la mangeoire, sont

les premiers signes caractéristiques de la plupart des maladies.

§ 18. Tout cheval qui présentera ces signes sera mis au régime blanc (paille, son, et farine d'orge), bouchonné, couvert, et surveillé. Si la tristesse persiste, si les yeux sont rouges ou pâles, si l'animal tousse, si le flanc est agité, la température du corps élevée ou abaissée, il faut au plus vite consulter un vétérinaire.

§ 19. Si le cheval s'agite, se couche, se roule et se relève brusquement pour se recoucher, s'il regarde son flanc, se plaint, fait des efforts pour fienter ou uriner, c'est là l'indice que l'animal est affecté de coliques; dans ce cas, il faut, sans retard, le bouchonner vigoureusement, le réchauffer et le bien couvrir. On peut aussi faire usage, en attendant l'arrivée du vétérinaire, de breuvages chauds, de vin, de cidre, de bière, d'une infusion de foin, de plantes aromatiques (sauge, romarin, menthe, etc.), ou de l'élixir Lebas donné à la dose de 50 à 100 grammes en deux ou trois fois dans l'eau ou l'infusion précédente.

§ 20. On peut éviter les tumeurs causées par la selle en resserrant les sangles aussitôt que l'on aura mis pied à terre. Si, après avoir dessellé, la tumeur existe, il faut, sans retard, faire usage d'une éponge imbibée d'eau salée ou vinaigrée, et, mieux encore, de liquides astringents, tels que l'eau blanche (extrait de saturne), la dissolution de poudre de Knaup, et l'éponge ainsi mouillée sera maintenue au moyen d'une petite planchette ou d'un fort carton fixé dessus par un surfaix. On peut aussi, dès le début, pratiquer sur la partie tuméfiée un massage dans le sens des poils. Si le mal ne cède pas à ces traitements, il faut consulter le vétérinaire.

Pour les contusions ou plaies contuses (coups de pied, chutes, morsures, embarrures, etc.), faire usage de lotions d'eau froide, ou, si on le peut, de bains et de douches.

§ 21. Si un cheval boite, il faut immédiatement le faire déferrer du membre boiteux, et s'assurer si la cause n'est pas dans le pied; si un clou ou tout autre corps pénétrant s'y trouve implanté, l'arracher tout de suite et mettre le pied dans l'eau.

§ 22. Si l'animal éprouve, après une longue course ou un long repos, de la difficulté pour marcher sur un sol dur, si les membres postérieurs restent engagés sous le corps, et ceux antérieurs portés en avant, il y a fourbure. Dans ce cas, en attendant la visite du vétérinaire qui sera appelé sans délai, le cheval sera placé dans une eau courante ou dans un bain jusqu'à la hauteur des boulets, il y sera maintenu pendant deux heures au moins. A ce défaut, on pourra lui appliquer, à l'écurie, des cataplasmes astringents (suie de cheminée, argile délayé avec une solution de sulfate de fer, etc.).

Le cheval fourbu sera promené au petit pas sur un sol doux ou sur le gazon.

Art. 2.

Maladies contagieuses.

Les principales maladies pouvant se transmettre d'un cheval à un autre, et même à l'homme, sont : la morve, le farcin, la gale, le charbon, la variole équine (*horse-pox*), et la gourme dont il sera parlé plus loin. Cette dernière affection ne se communique point à l'homme.

§ 23. La morve a pour caractères saillants : 1° jetage épais, verdâtre, gluant, adhérant aux ailes du nez, s'écoulant par un naseau (rarement par les deux), le plus souvent par celui du côté gauche ; 2° une ou plusieurs glandes dures adhérentes à la mâchoire inférieure ; 3° des sortes de pustules ou boutons sur la membrane nasale, suivis d'ulcérations ou chancres.

La présence d'un seul de ces symptômes suffit pour faire suspecter un cheval de morve. Règle générale :

prendre des précautions comme si la morve existait, quand l'un ou l'autre de ses caractères ou de ce qui leur ressemble est constaté.

Tout cheval qui jette, tout cheval qui présente une tumeur sous la ganache, ou des plaies quelconques, dans les cavités nasales, doit être mis en suspicion.

§ 24. Le farcin se reconnaît à l'apparition sur la peau de boutons plus ou moins gros, plus ou moins isolés ou se reliant par des sortes de cordes, qui s'abcèdent. Il peut encore se présenter sous la forme de tumeurs ou d'engorgement des extrémités. En général, tout cheval qui a des boutons à la peau, ou des plaies nombreuses, ou des cordes sous-cutanées doit être mis en suspicion.

Le farcin, de même nature que la morve, est néanmoins assez souvent curable.

§ 25. Le charbon est caractérisé par l'apparition subite sur différentes parties du corps de tumeurs chaudes, douloureuses, qui augmentent très-rapidement de volume, et sont accompagnées d'une fièvre intense.

§ 26. La variole équine se reconnaît à des vésicules qui siégent habituellement au pourtour des naseaux, sur les lèvres, et sur la membrane nasale. Ces vésicules, qui affectent une forme lenticulaire, quoique simulant la morve et pouvant se transmettre à l'homme, constituent néanmoins une affection bénigne.

§ 27. La gale, due à la présence d'un animalcule parasite (l'acare), se reconnaît à des démangeaisons qui poussent les chevaux à se gratter contre les corps durs. Dans cette affection, les poils se hérissent, tombent, la peau devient rude au toucher et se couvre de nombreux plis. — Règle générale : on devra donc tenir un animal pour suspect de gale et prendre des précautions en conséquence, toutes les fois que la peau dépilée sera couverte de croûtes et que l'animal aura des démangeaisons continuelles.

La gale qui s'observe particulièrement à l'encolure, sur les épaules et à là base de la queue, est généralement d'une guérison facile à son début.

§ 28. Dès qu'un cheval sera suspect de maladie contagieuse, on l'isolera tout de suite dans une écurie particulière ; le même cavalier, exempt de tout service, lui donnera des soins et se servira toujours des mêmes effets de pansage. Il aura soin lui-même de bien se laver les mains après chaque pansage avec du savon, ou de les tremper dans de l'eau phéniquée.

La place quittée par tout cheval atteint de maladie contagieuse sera immédiatement grattée, lavée à l'eau bouillante, et blanchie ensuite à la chaux. Cette désinfection devra s'appliquer également aux deux places voisines, de droite et de gauche. Quant à la litière, elle sera toujours enfouie dans le fumier. (Voir pour toutes les autres mesures d'assainissement et de désinfection l'art. 144 du règlement sur le service intérieur.)

2ᵉ PARTIE.

CHAPITRE UNIQUE.

HYGIÈNE ET MALADIES DES JEUNES CHEVAUX.

Art. 1ᵉʳ.

Les jeunes chevaux, sortis récemment des mains des éleveurs ou des marchands, devront être l'objet, dès leur arrivée au corps, de soins plus minutieux par suite de leur changement brusque de régime, d'exercice et d'habitudes.

Le dressage étant toujours pénible, quelque bien mené qu'il soit, pour des animaux qui se trouvent encore sous l'influence de l'acclimatement ou des maladies de leur âge, ne devra commencer qu'à cinq ans révolus, c'est-à-dire à la sortie très-avancée des coins de remplacement inférieurs, et lorsque l'embonpoint factice contracté chez le marchand aura disparu par l'usage d'une alimentation plus sèche, plus tonique, de promenades journalières, de bons soins de la main, et d'une stabulation plus aérée.

Art. 2.

La peau des jeunes chevaux pouvant être vivement impressionnée par la pratique de pansages plus complets que ceux pratiqués chez les éleveurs, on ne se servira au début que du bouchon et de la brosse pour les habituer progressivement à l'action de l'étrille dont on n'usera que modérément et de la manière dont il a déjà été parlé.

A moins de maladie de peau, les jeunes chevaux ne subiront pas l'opération de la tonte générale.

Art. 3.

La température des écuries sera d'autant moins élevée que celle du dehors sera plus basse : une différence de quelques degrés entre l'intérieur et l'extérieur sera suffisante pour éviter aux jeunes chevaux des transitions trop brusques. Pendant toute la durée de la mauvaise saison, ils ne sortiront point sans avoir une couverte étendue sur le corps.

Art. 4.

Les jeunes chevaux seront soumis, dès leur arrivée dans les brigades, à un régime de transition. On donnera quelques barbotages, en substitution à l'avoine du soir, à ceux qui souffriront encore du travail de la dentition ou qui présenteraient quelques signes avant-coureurs de gourmes. Ceux qui tousseront resteront à l'écurie où ils boiront à l'eau tiède additionnée de quelques poignées de son et de farine d'orge. On ajoutera à ces boissons ou barbotages quelques carottes, si cela est possible.

Le foin et la paille pourront être avantageusement mélangés pendant les premières semaines, afin d'habituer à cette dernière denrée certains chevaux élevés presqu'exclusivement au régime de l'herbe et du foin.

Art. 5.

Les jeunes chevaux seront promenés chaque jour. La promenade sera de deux heures au moins. Quand l'état de la route le permettra, un peu de trop ne pourra que leur être salutaire. On aura la précaution, au retour, de bien bouchonner, de bien couvrir, et de tenir fermées les ouvertures exposées au vent jusqu'à ce que le poil soit complètement sec.

Art. 6.

La progression dans le dressage et le travail des jeunes chevaux sera observée avec soin ; on variera les allures, et l'on évitera surtout de leur faire soutenir longtemps celles qui seront vives.

Les repos seront convenablement ménagés, et les animaux, autant que possible, mis à l'abri du vent s'ils ont chaud.

Ils rentreront au pas. A leur arrivée dans l'écurie, on prendra les précautions indiquées dans l'article précédent.

Art. 7.

La gourme, maladie fréquente chez les jeunes chevaux, peut être simple ou compliquée.

Simple, elle se reconnaît à un jetage épais, abondant, jaunâtre, s'écoulant par les naseaux, à une toux grasse, et quelquefois à la présence d'abcès volumineux placés autour de la gorge.

La gourme compliquée se présente avec des caractères plus accusés de tristesse, de toux et d'agitation du flanc.

Dans l'un et l'autre cas, le vétérinaire sera toujours consulté.

La gourme pouvant se transmettre d'un cheval à l'autre, le malade sera séparé des animaux bien portants, et sa place, restée vide, sera grattée, lavée, avant d'être réoccupée.

Si l'affection paraît bénigne et suit son cours naturel, il ne sera rien changé au régime ordinaire.

Si la toux se déclare, on supprimera la totalité ou une partie du foin qui sera remplacée par une quantité équivalente de paille ; une demi-ration d'avoine sera conservée si l'animal témoigne de l'appétit, l'autre moitié sera remplacée par des barbotages.

Les boissons devront être données tièdes, blanchies à la farine d'orge, et additionnées de 50 à 100 grammes de sulfate de soude ; en outre, quelques lavements pourront être administrés pour tenir le ventre libre.

Si des tumeurs apparaissent à la gorge, on entourera cette région d'une peau de mouton ou d'une matelassure destinée à maintenir la chaleur qui doit activer la maturité des abcès.

Les malades, si le temps le permet, pourront être promenés en main et au pas.

(Pour les autres maladies, blessures ou accidents, se reporter au Chapitre II relatif aux maladies des chevaux plus âgés.)

Paris, le 25 avril 1873.

Le *Général de division,*
Président de la Commission d'hygiène hippique,

RESSAYRE.